DU PESSIMISME

DANS LA POÉSIE

Par M. CROUSLÉ

Professeur d'Éloquence française à la Faculté de lettres.

Mesdames, Messieurs,

Invité par l'éminent Président de votre Association, dont je déplore doublement l'absence à cette heure, et par quelques Membres, que j'ai l'avantage de compter parmi mes amis, à prendre la parole devant vous, mon premier souci devait être de chercher un sujet qui convînt à l'objet des préoccupations de votre Ligue, à laquelle je m'unis de grand cœur. Rien ne m'a paru plus à propos que de vous soumettre quelques observations sur un mal trop sensible dans notre siècle, et que tout le monde désigne sous le nom de *pessimisme*. Peut-être se rencontrera-t-il ici des personnes qui en ont souffert ou en souffrent encore : elles ne trouveront pas mauvais qu'on recherche devant elles les causes d'un mal si subtil et les moyens d'en guérir, s'il est possible. C'est surtout chez les poètes que je l'étudierai. Etant, de tous les hommes, les plus accessibles à tous les sentiments contemporains, ils en sont les organes les plus retentissants et les plus engageants : on est flatté de leur ressembler : c'est par eux qu'une maladie morale se transforme en titre d'honneur ; loin de la combattre, on serait fâché d'en guérir.

En commençant, je ne me dissimule pas un des graves inconvénients de mon dessein. Je vais discuter pesamment des opinions de poètes. Il me faudra marcher sur des fleurs de style avec des semelles de plomb, déchirer de brillantes images à l'aide d'arguments scolastiques, et m'efforcer d'avoir raison contre des harmonies séduisantes ou sublimes. J'en demande pardon ; mais quand la poésie, qui est, dit-on, chose légère par nature, se fait philosophie, elle se rend sujette à la critique philosophique. Si elle nous paraît sur le point d'égarer notre raison, de troubler notre santé intellectuelle et morale, il faut bien défendre, comme nous pouvons, l'intégrité de notre vie intérieure. Supposons qu'un enchanteur (et les poètes sont de vrais magiciens) trouvât moyen de nous convertir en ballons de figure humaine, qui s'en iraient se heurter bizarrement et se déchirer aux cimes des arbres et aux pointes des édifices, nous ne rougirions pas, pour retrouver l'équilibre et nous maintenir sur le sol, de nous attacher aux pieds des poids de fer et de plomb. Il s'agit ici, à moins que je ne m'abuse bien fort, du salut de notre intelligence : voilà pourquoi je ne crains pas d'affronter un certain ridicule, tout en implorant votre indulgence pour la forme de mon discours.

Le pessimisme, autant que je le comprends, présente d'abord trois degrés, de plus en plus redoutables :

Au premier degré, ce n'est qu'une disposition chagrine et plaintive, qui nous porte à noter malignement, dans la condition humaine et dans la nature entière, les maux qui s'y trouvent attachés, à les amplifier, à voir toutes choses sous les couleurs les plus noires.

De là, un observateur irrité remonte à l'origine de ces maux ; il en rend la Divinité responsable, il la charge d'accusations, et finit par la maudire, comme étant l'auteur du mal. C'est là le *pessimisme* proprement dit : car, en tant que système philosophique, il consiste à substituer à la qualité de *très bon* (*optimus*), reçue commeun attribut essentiel de Dieu, son contraire : *très mauvais* (*pessimus*).

Arrivé à ce point, l'esprit, exaspéré et comme aliéné par le mécontentement, prend en horreur la nature entière, qu'il croit vouée au mal, en vient à détester l'existence même, à soupirer après l'anéantissement de la vie, à rêver la destruction de la création, comme siège d'un mal incurable. Soit qu'on rêve l'avènement d'un ordre de choses meilleur, soit qu'on se borne à souhaiter la ruine de l'ordre présent, on appelle alors de tous ses vœux la fin de la vie, telle que nous la voyons dans le monde que nous pouvons connaître.

I

Pour nous prémunir dès le début contre ces différents excès, il est bon de nous rappeler d'abord que le genre humain n'a pas de tout temps été dominé par des idées si chagrines et si lamentables. Le pessimisme a toujours eu ses adeptes, mais l'optimisme lui a toujours tenu tête avec avantage ; et la majeure partie des hommes n'a regardé ni la vie en général comme affreuse, ni la Divinité comme un sujet d'exécration, ni l'anéantissement universel comme l'unique objet après lequel nous devions soupirer.

Sans remonter loin de nous, je remarque qu'au siècle dernier, notre nation paraissait encore comme illuminée d'une gaieté pour ainsi dire native et habituelle. J'en lis le témoignage dans le plus sérieux ouvrage d'un des plus graves philosophes de ces temps heureux. Voici en quels termes Montesquieu esquisse le caractère des Français :

« S'il y avait dans le monde une nation qui eût une humeur sociable, une ouverture de cœur, une *joie dans la vie*, un goût, une facilité à communiquer ses pensées ; qui fût vive, agréable, *enjouée*..., etc. (1). »

— Bon pour les Français, dira-t-on peut-être, mais on ne ferait pas le même portrait des Anglais. — Ce sont eux pourtant qui appelaient leur pays « la joyeuse Angleterre » (*Merry England*), expression populaire, qui traduit sûrement un sentiment national. Ni l'un ni l'autre peuple ne vivait donc de chagrin et de ressentiment contre l'existence ; et tous deux au-

(1) Esprit des lois, XIX, V.

raient pu, à travers la Manche, se montrer réciproquement une face joyeuse.

— Eh bien, passe encore pour le peuple, toujours incapable de réfléchir, même sur ses misères, et qui enfin se contente de peu. Mais parlez des philosophes, des gens d'entendement, et des disgraciés de la fortune. — Voici donc un philosophe, et le plus malheureux des hommes: un esclave, dans un temps et dans un pays où l'esclavage régnait dans toute sa rigueur; un homme de génie, asservi à la domination d'une brute, d'un maître fantasque et cruel. C'est Epictète, le sage stoïcien. S'en prend-il aux dieux de sa misère et de l'injustice de sa condition ? Loin de là : il compose un *Hymne à Dieu* :

« Si nous avions le sens droit, quelle autre chose devrions-nous faire, tous en commun et chacun en particulier, que de célébrer Dieu, de chanter ses louanges, et de lui adresser des *actions de grâces*? Ne devrions-nous pas, en fendant la terre, en labourant, en prenant nos repas, chanter l'hymne à Dieu ? Mais ce pourquoi nous devrions chanter l'hymne le plus grand, le plus à la gloire de Dieu, c'est la faculté qu'il nous a accordée de nous rendre compte de ces dons, et d'en faire un emploi méthodique (1). »

A l'austère stoïcien, opposons un sage de l'école d'Epicure, le voluptueux Horace. Voltaire, dans l'*épître* où il se montre, quoique déjà vieux, son plus parfait disciple, le félicite surtout de sa bonne humeur, (qui n'exclut pas la clairvoyance) :

Avec toi l'on apprend à souffrir l'indigence,
A jouir sagement d'une honnête opulence,
A vivre avec soi-même, à servir ses amis,
A se moquer un peu de ses sots ennemis,
A sortir d'une vie ou triste ou fortunée,
En rendant grâce aux dieux de nous l'avoir donnée (2).

Ce ne sont pas là, messieurs, les discours de personnages qui ont pris la vie en horreur, qui ne peuvent pardonner

(1) *Entretiens d'Epictète*, trad. de M. Guyau, XV.
(2) Cf. Horace, *Sat.* I, 1, v. 118; La Fontaine, *Fables*, VIII, 1.

à l'auteur de leur existence, qui proclament que le plus grand des biens serait de ne pas naître.

Si je parcourais maintenant les orateurs et les poètes chrétiens, quels hymnes et quels transports de reconnaissance j'y trouverais à chaque pas pour la Providence et la bonté de Dieu ! Mais je craindrais, en alléguant les Prudence, les Bossuet, les Fénelon, d'être accusé de chercher mes raisonnements dans la théologie et mes preuves dans la superstition. Je me contenterai donc de glaner chez les philosophes et les poètes profanes quelques témoignages éclatants de foi en la bonté de l'Auteur des êtres.

Tout le monde se souvient-il de ce passage du philosophe Sénèque ?

« Tu demandes quel objet Dieu se propose ? C'est la bonté. Du moins, c'est ainsi que parle Platon : « Quelle cause a porté Dieu à faire le monde ? Il est bon : qui est bon n'est jamais envieux de ce qui est bon. Il l'a donc fait le meilleur qu'il a pu (1). »

Ne croirait-on pas entendre l'écho de ces paroles de Sénèque dans un cri célèbre de Bossuet (passez-moi cet auteur pour une fois) ?

« Dieu a tant aimé le monde ! Est-il incroyable que Dieu aime et que la bonté se communique ? (2) »

Ne pressentez-vous pas aussi, dans le dernier mot attribué ci-dessus par Sénèque à Platon, le fond même et la formule de l'optimisme de Leibniz ? En attendant que nous parlions de Leibniz, ne pourrai-je pas recueillir la *Prière universelle* de Pope, un de ses disciples anglais ?

« Père de tous les êtres ! adoré dans tous les âges, sous tous les climats, par le saint, par le sauvage, par le sage ; Jehovah, Jupiter, ou Seigneur !

« O toi, grande cause première, et la moins comprise, qui as

(1) Sénèque, Ep. LXV, 10.

(2) Or. f. d'Anne de Gonzague, éd. F. Jacquinet, p. 322. Cf. le commencement du sermon sur *la Providence*, éd. Gazier, p. 225.

limité toutes mes facultés à connaître ceci, *que tu es bon*, et que je suis une créature aveugle ;

« Qui m'as donné cependant, au milieu de mes ténèbres, de distinguer le bien du mal ; et qui, la nature restant enchaînée dans les lois du Destin, as laissé libre la volonté de l'homme (1). »

Je ne finirais pas, si je voulais montrer ce grand concert du genre humain pour louer la bonté de Dieu ; mais j'ai hâte d'arriver à notre siècle et aux poètes français. Dans la première période du siècle, au temps de cet essor merveilleux de notre poésie lyrique, où les Français ont révélé un génie qu'eux-mêmes ne soupçonnaient pas dans notre nation ; je ne trouve pas encore ces accents de révolte qui retentiront plus tard.

Entendons, comme il est juste, d'abord Lamartine, dans l'hymne intitulé : l'*Idée de Dieu* (2). Il voit ce nom partout avec ravissement :

Heureux l'œil éclairé de ce jour sans nuage,
Qui partout ici-bas le contemple et le lit !
Heureux le cœur épris de cette grande image,
Toujours vide et trompé si Dieu ne le remplit !

Nous voici à Victor Hugo. Qui n'a retenu par cœur cette touchante pièce, dont le titre seul est une profession de foi : *Dieu est toujours là* ? Que dit le poète ?

Vous pour qui la vie est mauvaise,
Espérez ! il veille sur vous ! (3)

Dans les *Chants du crépuscule*, que proclame la pièce intitulée : *Espoir en Dieu* ?

Espère, enfant ! demain ! et puis demain encore !
Et puis toujours demain ! croyons dans l'avenir.
Espère ! et chaque fois que se lève l'aurore,
Soyons là pour prier comme Dieu pour bénir ! (4)

(1) Œuvres de Pope, *The universal Prayer, Deo opt. max.* ; à la suite de *Essay on man.*

(2) *Harmonies*, suite de *Jéhova.*

(3) *Les voix intérieures*, éd. *ne varietur* ; date : 11 février 1837.

(4) Octobre 1834. *Chants du crépuscule*, même éd.

Le grand poète n'a jamais, dans la suite de sa vie, même après les plus cruelles épreuves qu'un cœur d'homme soit exposé à subir, renié sa foi en Dieu. Il a pu souvent traiter plus que durement ceux qui croient en Dieu autrement que lui, ou qui pensent le servir selon d'autres idées que les siennes; il a pu même se faire un Dieu qui n'est pas intelligible pour tout le monde; mais jamais il n'a ni soutenu ni admis cette étrange opinion d'une identité naturelle entre Dieu et le mal, ni conçu l'être souverain autrement que comme l'infinie bonté, comme une bonté dont l'excès même va quelquefois jusqu'à scandaliser le jugement de la plupart des hommes.

Alfred de Musset, à son tour, n'est pas entré de plain pied dans les voies du pessimisme, quoiqu'il s'en approche déjà. Dans son pathétique poème de l'*Espoir en Dieu*, on rencontre d'abord des élans de reconnaissance envers la Divinité, qui rappellent même par quelques termes la *Prière universelle* de Pope:

> De quelque façon qu'on t'appelle,
> Brahma, Jupiter ou Jésus,
> Vérité, Justice éternelle,
> Vers toi tous les bras sont tendus.
>
> Le dernier des fils de la terre
> Te rend grâces du fond du cœur,
> Dès qu'il se mêle à sa misère
> Une apparence de bonheur.
>
> Le monde entier te glorifie;
> L'oiseau te chante sur son nid;
> Et pour une goutte de pluie
> Des milliers d'êtres t'ont béni (1).

Alfred de Musset doute encore: il est partagé entre les anciennes croyances et les protestations nouvelles; ce qu'il y a déjà en lui de pessimisme ne s'aventure, s'il est permis de le dire, que sous bénéfice d'inventaire; cependant l'esprit de révolte perce dans le fond de l'ouvrage.

Que s'est-il donc passé de nouveau, depuis le premier tiers

(1) *Poésies*, t. II, p. 180, éd. Charpentier, gr. in-8°.

de ce siècle, pour justifier une tendance manifeste aux sentiments les plus amers et aux doctrines les plus décourageantes ? Est-ce la nature qui a changé, ou le cœur de l'homme ?

Quelles calamités nouvelles ont fondu sur le monde ? La nature, dans son ensemble, est-elle devenue plus dure pour nous qu'elle ne l'était dans les siècles précédents ? Le soleil a-t-il cessé de mûrir les blés et les raisins ?

La terre a-t-elle perdu sa fécondité ? La mer refuse-t-elle de porter nos vaisseaux ; l'air de soutenir les ailes des oiseaux (et même une nouvelle sorte de navigateurs qui lui étaient inconnus) ? N'avons-nous pas gagné, au contraire, de nouveaux avantages sur ces éléments qui sont toujours les mêmes ; et n'aurions-nous pas lieu de nous réjouir de nos progrès, au lieu de gémir sur les conditions que la nature impose à notre existence ?

Je sais bien qu'on parle de la dégénérescence de notre espèce, comme si elle perdait de jour en jour la force de vivre et de se perpétuer. On nous entretient tristement de maladies nouvelles ; on en dresse des nomenclatures propres à nous faire frémir. Cependant ayons le courage et la bonne foi de regarder en nous et autour de nous, sans nous laisser préoccuper de propos tirés d'une science que peut-être nous n'entendons pas exactement. La vie humaine a-t-elle diminué en durée ? Qui de nous ne connait des septuagénaires encore pleins d'activité, de talent, de bonté et de grâce ; des octogénaires qui gouvernent avec honneur les plus grandes affaires du monde ; des centenaires, ou quasi centenaires, en plus petit nombre, il est vrai, mais si illustres que personne n'ignore leurs noms ?

— Soit, dit-on ; mais ce sont des échantillons et des survivants d'une autre époque. — Eh bien, que pensez-vous des jeunes gens d'aujourd'hui ? Ne faut-il pas leur donner du temps pour faire leurs preuves de longévité ? On n'exige pas sans doute qu'ils les fassent avant l'âge et sur l'heure ?

— Mais cet état nerveux qui fait de nous tous des malades ? N'est-ce pas un fait acquis, que les générations récentes sont atteintes d'infirmités qui leur rendent la vie odieuse et bientôt impossible; que ce *modernisme*, qu'on goûte si fort dans la littérature et dans les arts, n'est pas autre chose qu'un caractère de souffrance, qui se marque dans toutes les œuvres contemporaines ? — Oui, je l'avoue ; on estime beaucoup un je ne sais quoi, que l'on qualifie de *moderne*, et qui se trouve identique à l'état maladif : je pourrais même citer tel éminent et charmant critique de nos jours, la plume la plus pénétrante, la plus délicate et la plus souple que je connaisse (est-ce assez désigner M. Jules Lemaître ?) qui ne paraît guère se délecter que dans la peinture des caractères morbides d'un certain genre d'esprit, qualifié par lui de *moderne* ; qui se fâche presque contre les gens bien portants et les génies doués d'une santé florissante. Mais en vérité, vous-mêmes, vous sentez-vous malades ? N'estimez-vous que les infirmités physiques et mentales ? Vous faites-vous un point d'honneur de vous compter au nombre des personnes qui ne se sentent pas la force ou le courage de vivre ? Je veux bien que nos savants médecins aient découvert des maladies nouvelles : ils leur ont au moins donné des noms et des définitions : en ce sens, ils leur ont communiqué une sorte d'existence scientifique; mais seulement pour se rendre plus sûrs de les guérir, avec l'aide de Dieu. A cela près, de nouveaux noms de maladies ne sont pas plus des accroissements de maux que de nouveaux noms de couleurs ne sont des couleurs nouvelles. C'est un progrès dans la nomenclature ou dans la science, non dans les choses. Ainsi, ne nous croyons pas malades gratuitement, et déjà une partie des maladies nouvelles se sera évanouie.

Mais enfin, ces maladies nouvelles, quelles qu'elles soient, d'où proviennent-elles ? N'est-ce pas de l'abus que nous faisons de nos forces et de toutes nos facultés par ambition, par émulation pour la fortune ou la renommée, par recherche des plaisirs ? C'est nous qui en sommes les auteurs. De quel droit les imputerions-nous à la Divinité ou à la Nature; et quelle mauvaise querelle nous fonderions là-dessus !

Je crois cependant qu'il existe un mal moral, qui est nouveau. Depuis que le progrès des connaissances générales, soit par l'accroissement des sciences, soit par des apparences de savoir quelquefois décevantes, a dissipé ou discrédité certaines illusions superstitieuses, qui s'attachent volontiers, comme des parasites, à la foi religieuse; une multitude de personnes ont pensé qu'elles n'avaient plus que faire de la croyance en Dieu. Il s'est même élevé une philosophie qui s'est appliquée à leur persuader que l'idée de Dieu est incompatible avec la science ; qu'il n'existe, en présence l'un de l'autre, que la Nature et l'homme ; que ce dernier a corrigé l'autre ; et comme il l'a, en maintes parties, ordonnée et façonnée à son usage, on finit par s'imaginer que l'homme est le vrai créateur de tout ce qu'il y a de bon pour lui dans le monde. Donc il ne doit de reconnaissance, d'admiration et d'amour qu'à lui-même, à son génie, à ses facultés, qui le rendent maître de la création. L'idée de Dieu une fois écartée, l'homme a cru devoir reporter toutes ses affections sur l'homme: il s'est même imaginé qu'il y avait incompatibilité entre ces deux amours, celui de Dieu et celui de nos semblables, quoique les âmes vraiment religieuses n'aient jamais séparé l'un de l'autre. Or, à mesure que l'homme s'est grandi dans sa propre estime, et s'est substitué à Dieu, il est devenu plus exigeant pour son propre bonheur ; il s'est indigné contre les obstacles qui s'opposaient à ses volontés ou à ses désirs ; il n'a plus voulu endurer la souffrance, non plus que la condition d'un être assujetti à la puissance d'un autre. Il s'est révolté même contre l'idée de nécessité; il a rejeté la résignation comme une marque de faiblesse et de servilité ; il a voulu être aussi heureux que grand, ou plutôt parfaitement heureux, puisqu'il ne voyait plus de grandeur au-dessus de la sienne.

C'est ce chagrin, cette indignation et cet esprit de révolte qui engendre le pessimisme, et le conduit, de degré en degré, jusqu'aux dernières extrémités de la haine contre tout ce qui existe, contre tout ce qu'en dépit de sa science et de sa puissance, l'homme ne peut changer.

II

Je ne prétends pas cependant que les instincts pessimistes soient une nouveauté dans le monde. Le pessimisme a laissé, dans tous les siècles, des monuments de son génie.

Il serait inutile, pour le moment, de remonter plus haut que la philosophie grecque. Entre les plus anciens représentants de la sagesse hellénique, un Héraclite et un Empédocle ont acquis une réputation assez bien établie de tristesse et d'amertume. On en ressent encore l'impression dans les écrits de leurs lointains disciples, tels que le poète latin Lucrèce. Ce n'est rien de plus, si l'on veut, qu'une appréciation triste et tragique de la condition des vivants ; mais tel est le premier pas de l'esprit humain dans la voie du pessimisme.

Qui ne se souvient des éloquentes et lugubres paroles de Lucrèce et de Pline l'Ancien sur l'homme ? Ce sont là comme les monuments classiques de cet éternel chagrin contre la Nature, qui depuis est devenu plus savant et plus riche de couleurs, sans être plus naturel et plus pénétrant :

« O malheureux esprits des hommes, s'écrie le sublime et rude poète *de la Nature* ! (1), ô cœurs aveugles ! Dans quelles ténèbres et dans quels périls passons-nous cet instant de vie qui nous est donné ? »

« Pourquoi encore, poursuit-il (2), la nature se plait-elle à nourrir et à multiplier sur la terre et dans les ondes tant d'espèces redoutables, de monstres féroces, fléaux du genre humain ? Pourquoi ces maladies que nous apportent les saisons ? Pourquoi la mort court-elle au hasard et vient-elle avant l'heure ? »

« Le mal, dit Pline (3), commence pour nous avec la vie (*protinus vitæ principio*), « de sorte qu'on ne saurait juger sûrement si la nature n'a pas été pour l'homme bien plus une

(1) Lucrèce, *De Nat. rerum*, l. II, p. 14.
(2) L. V, v. 218.
(3) *Hist. nat.*, l, VII, I.

méchante marâtre qu'une bonne mère... L'homme est le seul des animaux qu'elle jette nu sur la terre nue au jour de sa naissance, de sorte qu'il commence par les vagissements et les pleurs. »

Lucrèce avait écrit la même chose avec plus d'éloquence encore et plus de poésie :

« Et que dire de l'enfant ? Semblable au nautonnier jeté sur le rivage par la fureur des ondes, voyez-le nu, à terre, sans langage, dénué de tout ce que la vie réclame, au moment où la nature, le chassant avec effort du sein de sa mère, l'expose à la lumière du jour ! Il remplit l'espace de vagissements lugubres, et c'est justice : il lui reste tant de maux à traverser dans le cours de la vie ! »

Que ces peintres tragiques de la misère de l'homme me pardonnent ; mais je ne les trouve pas tout à fait de bonne foi. Oui, l'enfant de l'homme se trouve nu à sa naissance, tandis que d'autres petits des animaux sont vêtus tout d'abord, comme dit Pline, de poils, de soies, de cuir, d'écailles, etc. Il est dénué de tout, sans ressources pour vivre ; mais il a sa mère, qui lui tient lieu de tout. Il est sans langage, mais il s'en fera un, dont celui des animaux n'approchera jamais. Il naît sans vêtements et sans armes ; mais laissons-le faire : il saura bientôt s'emparer et se vêtir de la dépouille de tous les animaux ; il n'a ni les griffes ni les dents du lion ; mais avec les armes qu'il fabriquera, il repoussera tous les animaux dangereux, les relèguera en exil dans quelque coin de la terre qu'il ne veut pas habiter ; il détruira les espèces qu'il ne peut dompter, et soumettra les autres à son usage. C'est qu'il a sur tous ces rivaux l'avantage de l'esprit, qui invente sans cesse, et de la main qui exécute tout ce que l'esprit conçoit. Voilà comment rien ne lui est impossible. Cependant, ce sont ces deux propriétés si particulières à l'homme que nos pessimistes omettent : l'esprit, qui ne s'épuise jamais ; et la main, cet artiste incomparable, qui réussit à tout. Avec l'esprit et la main, l'homme est-il un disgracié de la nature ? Ou n'en est-il pas le favori ? Pourtant, c'est par des omissions de cette importance qu'on aigrit l'homme contre sa condition.

Voltaire n'en répète pas moins malicieusement, quoique avec plus de gaieté, les reproches que ces anciens philosophes, encore un peu ingénus, ont adressés à la nature. Voici une partie de ceux dont il accable le génie Démogorgon, chargé, dit-il, à l'origine par le suprême *Démiourgos* d'organiser le globe terrestre et la vie humaine :

« ... Il est vrai que vous avez donné à ce dernier animal (l'homme) ce que vous appelez *la raison* ; mais, en conscience, cette raison-là est trop ridicule, et approche trop de la folie. Il me paraît que vous ne faites pas grand cas de cet animal, puisque vous lui avez donné tant d'ennemis et si peu de défense, tant de maladies et si peu de remèdes, tant de passions et si peu de sagesse. Vous ne voulez pas apparemment qu'il reste beaucoup de ces animaux-là sur la terre... Ils vous auront sans doute beaucoup d'obligation, et vous avez fait là un beau chef-d'œuvre (1). »

On voit déjà éclater ici l'intention de railler la création, quoique Dieu ne soit pas encore nommé. Mais Voltaire se le représente volontiers, selon son propre caractère, comme quelqu'un qui ne hait pas de faire des niches et de s'amuser à nos dépens, même dans ses bienfaits :

Il mûrit à Moka, dans le sable arabique,
Ce café nécessaire aux pays des frimas.
Il met la fièvre en nos climats
Et le remède en Amérique (2).

Un esprit moins malin aurait simplement fait remarquer que le même Créateur qui nous donne la fièvre, nous donne aussi le quinquina, que La Fontaine a célébré plus équitablement.

C'est avec une sorte d'allégresse cruelle que Voltaire trace le tableau complet des misères auxquelles la vie humaine est sujette, dans *Candide*, ce chef-d'œuvre de composition et de narration, ce prodige de gaieté désolante, où tous les maux pos-

(1) Voltaire, *Songe de Platon*.
(2) Epître *au roi de Prusse*, 1751.

sibles fondent avec une étourdissante rapidité sur la tête d'un innocent jeune homme, sans pouvoir l'empêcher de trouver très vrai l'axiôme favori de son maître Pangloss : « Tout est bien. » Il faut avouer que cette grêle de maux : amour malheureux, exil, indigence, servitude militaire, guerre, incendies et massacres, peste, maladies honteuses, bûchers de l'inquisition, galères, homicides, brigandages, et vingt variétés de démence, se précipitent dans un tel tourbillon de folle gaieté, qu'on n'a pas le loisir de remarquer que tant de calamités, trop réelles, n'ont pas l'habitude de fondre toutes sur la même personne et coup sur coup. On est entraîné, et l'on se trouverait bien embarrassé, au cours de cette lecture, pour répondre à un philosophe qui soutiendrait que tout est mal, comme l'auteur semble vouloir le prouver.

Encore *Candide* ne contient-il qu'une exposition quelque peu retenue des griefs des pessimistes contre la Providence. Voltaire laisse indécise, comme insoluble, la question de la prédominance du bien ou du mal : il n'a voulu que couvrir les optimistes de ridicule. Et l'on ne s'avisera pas de contester que les fléaux dont il fait l'étalage sont répandus dans le monde où nous vivons. Il resterait seulement à dire s'ils sont constants et invincibles, et si nous n'avons pas quelques moyens de lutter contre eux dans la raison et dans la science. Mais c'est ce dont Voltaire se garderait bien pour le moment. Sa conclusion d'ailleurs n'est nullement morose, tout en demeurant fort modeste : « Cultivons notre jardin, sans tant raisonner sur le bien et le mal. » Sans aucun appareil philosophique, il nous indique d'un mot le plus efficace des remèdes : travail et oubli.

Après tout, Voltaire, pas plus que Lucrèce et les anciens philosophes, n'est allé jusqu'au bout du pessimisme.

Il faut dépasser les trente premières années de notre siècle, pour rencontrer chez nous un grand poète qui n'ait trouvé, au fond de la nature et de la vie humaine, que le mal.

C'est seulement avec Alfred de Vigny que le pessimisme fait son avénement définitif dans la poésie française.

On sait que le mélancolique et fier auteur de *Chatterton*

assigne au poète une fonction éminente dans la société : c'est le Poète, qui, par une révélation et une mission d'en haut, doit éclairer la marche du vaisseau de l'Etat, et en général la voie assignée au genre humain par l'ordre universel :

« Il lit dans les astres la route que nous montre le doigt du Seigneur », s'écrie Chatterton (1) en présence des sages du monde, étonnés de son assurance et de sa foi en sa fonction sociale.

Cette divination surhumaine du secret des choses, du mot de la grande énigme de la création, Alfred de Vigny n'a pas manqué sans doute de se l'attribuer à lui-même. Or, malheureusement pour nous, voici toute la lumière qu'il a rapportée de ses méditations poétiques et philosophiques :

> Je ne sais d'assuré, dans le chaos du sort,
> Que deux points seulement, la SOUFFRANCE et la MORT.
> Tous les hommes y sont avec toutes les villes.
> Mais les cendres, je crois, ne sont jamais stériles (2).

La souffrance et la mort ! sont-ce des choses que nous ignorions ? Avions-nous besoin d'un grand poète pour nous apprendre ce secret de la vie ? Et, en vérité, est-ce tout ? Non, certes ; et s'il est vrai que nous ne jouissons jamais que d'un bonheur imparfait et fugitif, il se rencontre pourtant, dans notre existence, des heures assez douces, qui nous en font oublier beaucoup de mauvaises ; à moins pourtant que nous ne nous fassions un devoir de ne compter que celles où nous prétendons (peut-être d'assez mauvaise foi) que nous aimerions mieux n'être plus. J'en prends tous les vivants à témoin : vivre, est-ce réellement et exclusivement, comme dit le poète,

> *Boire* jusqu'à la lie un calice odieux ?

Parce que le ciel est souvent obscurci par des nuages, faut-il déclarer qu'il n'est qu'un abîme de ténèbres ?

L'inspiration sombre d'Alfred de Vigny a traversé par

(1) Alfred de Vigny, *Chatterton*, acte III, Sc. VI.
(2) *Paris*, 1834.

moments l'imagination plus naïve et plus libre d'Alfred de Musset. Mais ce ne sont chez lui que des orages passagers : je ne m'y arrête pas. J'aime mieux aller tout droit jusqu'à un successeur plus direct de l'auteur d'*Eloa*. Celui dont je veux parler, vous le devinez, c'est le plus habile artiste et ouvrier en versification de la génération vivante ; c'est en même temps un penseur exercé par la science la plus sévère et la plus étendue, un physicien, un mécanicien par première destination, en qui s'est trouvé un cœur d'une sensibilité extraordinaire et toute féminine ; un homme qui, par l'imagination, ne cesse de saigner de tous les maux qui fatiguent l'humanité ; une âme qu'on peut appeler angélique, et, si j'ose le dire, quelque chose de plus compatissant encore : c'est l'auteur du poème de la *Justice*, M. Sully-Prudhomme.

Au commencement de ce poème sans modèle, l'auteur a renouvelé, sous des formes jusqu'alors inconnues, toutes les plaintes des différents âges sur les misères de la vie humaine ; et si savamment, qu'il n'a plus vu, dans la nature entière, que le règne de la violence et de l'iniquité. Recherchant, dans le monde réel, si la Justice y tient la place qui lui serait due, il s'est fait l'émule de Lucrèce, de Pythagore même. Partout il trouve établi l'empire de l'injustice et d'une sorte de cruauté inconsciente : c'est là ce qui lui paraît la condamnation de l'ordre présent des choses. Or, cet empire monstrueux se signale surtout, entre autres maux et abus inexcusables, par la guerre que toutes les créatures se font, sans aucun scrupule, entre elles pour subsister. Voilà la première souillure de ce monde, et la preuve la plus éclatante que la justice n'est pour rien dans son organisation. Le poète frémit d'horreur en assistant au carnage impitoyable par lequel tous les vivants entretiennent leur misérable existence.

On croirait entendre un nouveau Pythagore se dressant, avec sa douceur et son humanité sans bornes, en face de certaine philosophie nouvelle et impitoyable, qui non seulement décrit froidement, mais semble consacrer l'affreux régime du « combat pour l'existence », ou de la « concurrence vitale »

Beaucoup croient y voir à la fois une grande découverte de la science, et un principe supérieur à toute morale. Pour lui, c'est le vice originel des choses.

Tout vivant n'a qu'un but ; persévérer à vivre,
Même à travers ses maux il y trouve plaisir ;
Esclave de ce but qu'il n'eut point à choisir,
Il voue entièrement sa force à le poursuivre.

Ce qui borne ou détruit sa vie, il s'en délivre ;
Ce qui la lui conserve, il tâche à s'en saisir ;
De là le grand combat, pourvoyeur du désir,
Que l'espèce à l'espèce avec âpreté livre.

Ou tuer, ou mourir de famine et de froid,
Qui que tu sois, choisis ! sur notre horrible sphère,
Nul n'évite en naissant ce carrefour étroit.

Un titre pour tuer, que le besoin confère,
Où la nature absout du mal qu'elle fait faire ;
Un brevet de bourreau, voilà le premier droit (1).

Ce premier grief contre la nature est assurément la plus forte des accusations qu'on puisse élever contre elle : on ne peut nier qu'elle ait fait de la création un champ de carnage, et assigné tous les droits au plus fort. Que deviendra donc la Justice, si par le fait de la naissance, tous les vivants sont, non seulement autorisés, mais astreints à détruire, sans autre règle que leur besoin ? Ainsi la nature, considérée comme puissance organisatrice, se montre foncièrement contraire à la morale : à quoi bon chercher à sauver quelques idées de justice, quelque sentiment de la bonté, puisqu'en définitive tout aboutit à se soutenir à tout prix ? la loi de nature se résume tout entière en deux mots : pour les faibles la mort, pour les forts le meurtre. Comment établir là-dessus, je ne dis pas quelque ombre de bonté morale, mais même quelque bien-être physique, pour qui ou pour quoi que ce soit ? Voilà les fondements d'un procès capital contre la création et son auteur, posés, établis : il ne reste qu'à le poursuivre.

Parlez maintenant à votre aise, philosophes pessimistes ;

(1) *La Justice*, 3e Veille, p. 100, éd. elzév., Alph. Lemerre, 1879.

renouvelez, complétez vos listes des misères auxquelles la nature nous condamne ; vous êtes, à première vue, les seuls esprits justes, les seuls bons. Mais ayez soin d'ajouter à la nomenclature des souffrances déjà tant de fois mentionnées, l'impossibilité, pour l'esprit même, d'espérer jamais, dans l'ordre présent, l'avénement de la Justice. Les autres vices du monde existant ne sont rien en comparaison ; et vous n'en direz jamais assez. Non seulement tout est sujet de douleur, mais tout est objet d'horreur. Nous ne pourrons jamais ni nous plaindre suffisamment, ni détester l'univers et nous-mêmes autant que le veut la raison. La Justice nous commande de nous haïr jusqu'à la mort, et plus encore que tout le reste des êtres.

III

Jusqu'à ce moment, je ne me suis arrêté que sur les plaintes qui visent l'ordre général des choses, sans attaquer expressément la Divinité. On ne peut guère, il est vrai, se plaindre de la nature, sans accuser son auteur, pour peu qu'on lui en suppose un. Si le monde est mal fait, Dieu est responsable du mal, soit qu'il ait volontairement fait le monde mauvais, soit qu'il ait souffert qu'il s'organisât ainsi tout seul. Ainsi, un Dieu malfaisant, ou point de Dieu ; telle est l'alternative sur laquelle le pessimisme a dû toujours se balancer.

Dès la haute antiquité grecque, nous voyons les Dieux accusés d'injustice, de caprice, de cruauté, dans la répartition des biens et des maux. Déjà, dans l'*Odyssée* (1), Jupiter se défend contre ce reproche :

> « Hélas! s'écrie-t-il ; comme les mortels se plaisent à charger les dieux ! C'est de nous, disent-ils, que viennent les maux : et pourtant eux-mêmes, par leurs égarements, s'attirent des chagrins au delà de ce qui devait leur échoir (2). »

Jupiter a bien sujet de protester contre les reproches des

(1) I, 32.
(2) Voir Jules Girard. *Le sentiment religieux en Grèce*, p. 110.

hommes : nous ne sommes que trop enclins à mettre sur le compte de la Divinité, par ignorance ou par injustice, des maux dont nous sommes nous-mêmes les auteurs. Il nous en coûterait trop de nous en prendre à nous-mêmes ; et bien souvent nous sommes très éloignés de comprendre ou de soupçonner nos torts. Il est toujours plus aisé, et ordinairement moins humiliant, de chercher querelle à la justice des dieux.

Sur cette vérité, qui mériterait d'être approfondie, J.-J. Rousseau a fondé son optimisme, quelque peu paradoxal, et peut-être trop absolu : car il est difficile de souscrire sans réserve à ses antithèses tranchantes : « Le bien vient de Dieu, et le mal des hommes (1) ». — « Tout est bien sortant des mains de l'Auteur des choses ; tout dégénère entre les mains de l'homme (2) ».

Fort de cette haute et simple doctrine, il a bientôt fait d'absoudre la Providence de tout reproche. Mais par l'excès même de son optimisme, il provoque la révolte et les objections du parti opposé. Tel est en général le sort de l'optimisme à outrance. On pourrait assez spécieusement soupçonner cette doctrine d'être une des principales causes du pessimisme, par l'envie qu'elle donne de la contredire. Voyez, par exemple, si les théories candides de Bernardin de Saint-Pierre, dans ses *Etudes de la Nature*, ou dans ses *Harmonies*, n'inspirent pas le désir de chicaner sur la bonté paternelle de Dieu, quand il en allègue des preuves trop contestables. Croira-t-on, notamment, que les anses de l'Océan et les estuaires des grands fleuves aient été creusés exprès pour ménager des abris aux vaisseaux sur les vastes mers ; que tous les animaux soient habillés de la couleur la plus propre à les dissimuler aux regards de leurs ennemis, etc. ?

Y a-t-il enfin quelque chose de plus irritant que la sérénité imperturbable d'un homme qui soutient à des malheureux désespérés ou pleins d'indignation, dans des catastrophes immé-

(1) Lettre de Rousseau à *M. de Voltaire*, 18 août 1756.
(2) Emile, *début*.

ritées, que tout est bien, et qu'ils ont tort de se plaindre ? Si vous ne pouvez nous ôter nos maux, répondra-t-on, laissez-nous au moins le soulagement de la plainte. Si vous nous la refusez, soyez maudits avec votre philosophie ou votre foi intempestive, avec les objets de votre piété niaise, avec vos dieux qui ne sont bons que pour vous !

C'est ainsi, je pense, que les mécontents de ce monde ont fini par s'en prendre à la Divinité de l'excès de satisfaction qu'affectaient certains de ses apologistes ; et que, trouvant ses défenseurs ridicules et aveugles, ils ont mal à propos étendu leur ressentiment jusqu'à l'objet de louanges ou de bénédictions insipides et à contre-temps.

Fais-nous ton Dieu plus beau, si tu veux qu'on l'adore,

crie un de nos grands poètes à un confrère qui l'a offensé (1). De même on est tenté de dire à quelques âmes un peu trop simples : Faites-nous des dieux moins semblables à vous-mêmes, si vous voulez qu'on les révère ; c'est-à-dire, ne leur prêtez pas une bonté ridicule ou une rigueur inepte. En réalité, la plupart de ces révoltés, dont l'exaspération contre la Providence nous étonne et nous scandalise, ne se soulèvent que contre les opinions fantastiques d'autres hommes ; et c'est l'entraînement de la polémique qui les pousse enfin jusqu'à injurier l'idole en voulant bafouer ses adorateurs. On ne s'expliquerait pas autrement certaines rancunes de gens d'esprit qui affectent des airs d'impiété presque puérils, à force d'être dépourvus de fondement et de bon sens.

Je crois donc que, dans le progrès du pessimisme, il faut tenir compte d'éléments divers et, par exemple, du soulèvement contre un optimisme enfantin et superstitieux ; et d'autre part, d'une propension naturelle de l'esprit humain, mais surtout dominante chez les poètes, à savoir, de la promptitude à créer des êtres, à incarner des idées, à transformer les opinions qu'on épouse ou qu'on hait en personnages qu'on adore ou qu'on maudit.

(1) Lamartine, *à Némésis* (Poésies diverses).

On devient pessimiste par esprit de contradiction envers un certain optimisme qui choque par son excès ; on prend en haine une puissance surnaturelle qui ne répond pas à ce qu'on eut tort d'attendre d'elle ; enfin, on s'enhardit à lancer des outrages contre des dieux auxquels on ne croit pas, mais qu'on voit avec colère adorés par d'autres hommes. On se venge comme on peut d'avoir été dupe ou froissé. Plutôt que d'admettre une bonté invraisemblable dans la Divinité, on suppose un Dieu méchant ; et l'on suscite dans son imagination des Baals, et des Molochs, uniquement pour éviter le ridicule de prodiguer ses invectives à des abstractions et à des chimères. Voilà comment je crois pouvoir m'expliquer qu'une personne de génie et de bon sens ait écrit tel dithyrambe furieux contre Jupiter, comme si elle avait eu affaire dans sa vie aux dieux de l'Olympe.

C'est probablement pour satisfaire son humeur contre quelques optimistes maladroits de son temps, que Lucrèce se raillait de la foudre des dieux, qui frappe à tort et à travers, tantôt sur des têtes innocentes, tantôt sur des lieux inhabités (1). C'est assurément par rancune contre les plus illustres optimistes de son siècle, contre les Leibniz et les Pope, et contre d'autres encore, que Voltaire a écrit son roman si cruellement ironique de *Candide* et son désolant *Poème sur le Désastre de Lisbonne.*

Il y avait déjà longtemps que Voltaire, observateur peu crédule et peu bienveillant, trouvait beaucoup de choses à reprendre dans l'arrangement du monde. Il n'était pas de ces esprits qui sont aisément satisfaits et ne s'aperçoivent pas du mal. Nous l'avons déjà remarqué, en lisant les jugements qu'il porte sur la création, dans la courte satire intitulée : le *Songe de Platon.* Mais quand une catastrophe des plus terrifiantes surprit, en 1755 (1er novembre), l'Europe et le monde entier, par la ruine de la grande ville de Lisbonne et d'une florissante con-

(1) Lucr. *De Nat. R.*, VI, v. 380, sqq.—Sénèque explique la chose autrement ; voir La Fontaine : fable de *Jupiter et les Tonnerres*, l. VIII, f. 20.

trée (1), il semble que Voltaire ne put réprimer son indignation contre la foi naïve ou obstinée des philosophes qui s'obstinaient à tenir pour la bonté et la justice de la Providence. Si, dans le roman philosophique de *Candide*, il parait s'attaquer davantage à la niaiserie de certains docteurs, c'est bien la Divinité elle-même qu'il entreprend de confondre dans le *poème sur le Désastre de Lisbonne* ; c'est à elle qu'il intente un procès bien direct, tantôt sur un ton plaintif, tantôt avec une violente acrimonie. Sous couleur de réfuter une maxime philosophique controversable et ambiguë, il assiège la Providence de reproches outrageants, très propres à ébranler le culte que les hommes rendent à la puissance suprême :

« Tout est bien », a dit Pope dans son célèbre *Essai sur l'homme*. — « Tout est mal », réplique Voltaire ; et vous ne pouvez nous obliger d'honorer une puissance céleste ou cruelle ou sans vertu.

Comme Voltaire, en cet endroit, frappe tour à tour sur Pope et sur Leibniz, nous signalerons rapidement les principaux traits qui s'adressent ou à l'un ou à l'autre de ces illustres apôtres de l'optimisme, et qui peuvent quelquefois, en perçant les défenseurs de la Divinité, l'atteindre elle-même.

On ne voit que trop que, si Voltaire est toujours sincère dans son ressentiment contre l'optimisme, il n'est pas toujours bien sérieux dans ses arguments contre l'ordre du monde et contre la bonté de Dieu. Il a peut-être, au fond, plus d'envie de rendre des philosophes ridicules par ses épigrammes, que d'effacer toute croyance dans la Providence (2) ; mais il ne manque pas en général une occasion de s'amuser aux dépens de quiconque lui prête à rire, et il se moque bien de l'équité.

« Tout est bien », a dit Pope ; et c'est la conclusion d'une très forte argumentation, qu'il développe en beaux vers sur

(1) Voir Voltaire, *Préface* du *Poème sur le Désastre de Lisbonne.*

(2) Sommes-nous obligés, à ce propos, de faire remarquer que, si Voltaire se moque toujours des optimistes, il prend souvent, et avec beaucoup de bonheur, la défense de la sagesse et de la justice divine ?

l'ordre universel et sur la morale; c'est-à-dire, qu'en dépit des apparences, il n'existe pas de matière à scandale dans le gouvernement du monde : il ne s'agit que de savoir et de comprendre. Mais le stoïcien anglais n'a pas dit : « Tout est agréable, heureux, doux et commode pour l'homme en général et pour chacun de nous en particulier » ; il n'a pas dit : « Le monde est un lieu de délices ; et la vie humaine est organisée par la Providence, comme celle d'un enfant chéri par une mère qui s'ingénie et s'épuise pour lui épargner la moindre souffrance, et jusqu'à l'amertume d'une larme. » Les maux accidentels qui se présentent dans la vie ne sont nullement niés par l'auteur de l'*Essai sur l'homme* ; mais à l'aide de la métaphysique et d'une morale austère, il démontre très solidement qu'aucun de ces maux ne constitue une infraction aux lois générales de la raison et aux maximes essentielles d'une sagesse divine.

Voltaire ne se montre guère touché de cette religion abstraite et désintéressée, que Pope et ses semblables professent pour l'ordre général ; ou plutôt il s'en aigrit et s'en raille, comme un enfant mutin se fâche contre la discipline qui le froisse dans ses volontés, ou seulement le gêne dans ses caprices ; il n'admet pas d'autre loi que celle de sa propre satisfaction. Il ressemble encore au même enfant en un autre point. Celui-ci probablement tient de sa nourrice cette maxime commode, que le bon Dieu récompense, sans délai, les enfants sages, et punit de même les désobéissants. Or, de fait, on est bien obligé de reconnaître que les choses ne se passent pas toujours ainsi dans le monde. Mais cette religion élémentaire des nourrices pourrait bien être, sans qu'on y prît garde, la cause première et secrète des dépits et des révoltes de beaucoup de pessimistes, plus irascibles que profonds. De bonne heure, ils ont gravé ceci dans leur cerveau, que Dieu est établi pour assurer la félicité de tous les mortels qui ne se font pas un jeu de l'offenser. Donc tout mal qui leur advient sans qu'ils croient se l'être attiré par leur méchanceté, devient, à leur avis, un manquement à la chose convenue, une trahison détestable de la part de cette puissance céleste, qui s'était chargée de leur bonheur. Combien on en voit, de ces pessimistes dont la mauvaise humeur n'a pas d'autre fondement que les inévitables mécomptes auxquels la religion de leur nourrice les réservait ! Il faut pourtant reconnaître que le Dieu de l'univers n'est pas responsable des bavardages de ces humbles institutrices de notre enfance. Mais pour Voltaire, je crains bien qu'il n'ait gardé quelque peu des préjugés de sa première éducation. Il ne doute pas que le devoir de Dieu ne soit de rendre Voltaire content. C'est ainsi qu'il interprète l'axiome de Pope. Celui-ci disant : « *Tout est bien* » ; il faut que le Dieu de Pope le préserve du mal de dents et des friponneries de ses valets; sinon comment ose-t-on dire : « Tout est bien ? » Telle est la méprise que J.-J. Rousseau (1) reproche avec quelque raison aux philosophes de son temps, lorsqu'il les voit, dit-il, « s'en prendre au ciel de ce qu'ils ne sont pas impassibles, crier que tout est perdu quand ils ont mal aux dents..., et charger Dieu, comme dit Sénèque, de la garde de leur valise. »

« Mais, s'écrie Voltaire :

... Comment concevoir un Dieu, la bonté même,
Qui prodigua ses biens à ses enfants qu'il aime,
Et qui versa sur eux les maux à pleines mains? (2)

Donc la conduite et le gouvernement de Dieu, selon Voltaire, sont remplis de contradictions. Alfred de Musset n'est pas moins étonné de rencontrer tant de maux dans un monde régi par une Providence bienfaisante. Aussi sa foi demeure-t-elle suspendue : il voudrait bien croire en Dieu ; mais il y a des moments où il ne le peut pas. C'est surtout le mélange du bien et du mal qui le confond. Relisons l'hymne splendide qu'il a intitulé l'*Espoir en Dieu* :

Le dernier des fils de la terre
Te rend grâces du fond du cœur,
Dès qu'il se mêle à sa misère
Une apparence de bonheur.

(1) L. à Voltaire, 18 août 1756.
(2) Poème sur le *Dés. de Lisbonne*.

Le monde entier te glorifie;
L'oiseau te chante sur son nid;
Et pour une goutte de pluie
Des milliers d'êtres t'ont béni.

Oui ; et pourtant que peuvent penser ces mêmes êtres, quand ils voient fondre sur eux tant de maux immérités ?

Pourquoi, dans son œuvre céleste,
Tant d'éléments si peu d'accord?
A quoi bon le crime et la peste ?
O Dieu juste ! pourquoi la mort?

Ta pitié dut être profonde,
Lorsque avec ses biens et ses maux
Cet admirable et pauvre monde
Sortit en pleurant du chaos !

Voilà, enfin, Dieu franchement accusé de n'être qu'un artiste maladroit, qui n'a pas su faire une œuvre satisfaisante pour son propre jugement, ou qui n'a pas pu l'empêcher de se produire de travers sous ses yeux. Voltaire avait déjà soupçonné la Divinité de la même impuissance, mais son esprit n'avait pu s'en tenir à cette misérable opinion.

Son bon sens se révolte contre la bizarre association de l'idée de Dieu avec celles ou d'impuissance ou de cruauté ; mais il ne sait comment se tirer de cet embarras; et en vérité, il est assez plaisant de voir Voltaire troublé par cette difficulté.

Son premier dessein ne semblait être que de réfuter les philosophes optimistes, qui ne veulent pas qu'il y ait, dans la catastrophe de Lisbonne, de sujet de reproche contre la Providence; car, selon eux, les choses n'ont pu se passer autrement. Voltaire prend contre eux la défense de la puissance divine :

Etes-vous assurés que la cause éternelle,
Qui fait tout, qui sait tout, qui créa tout pour elle,
Ne pouvait nous jeter dans ces tristes climats
Sans former des volcans allumés sous nos pas?
Bornerez-vous ainsi la suprême puissance?

Puis il indique le moyen que Dieu aurait pu trouver pour éviter la catastrophe :

> Je désire humblement, sans offenser mon maître,
> Que ce gouffre enflammé de soufre et de salpêtre
> Eût allumé ses feux dans le fond des déserts.

Si cette innocente proposition était sortie de toute autre plume, n'entrevoyez-vous pas de quelles railleries Voltaire l'aurait couverte, de quelles épigrammes il l'aurait criblée, de quel ridicule il aurait immortalisé le nom de ce candide auteur? Oui, dirait-il : voilà la solution : permis à Dieu de faire jouer ses volcans, pourvu que ce soit sans dommage pour personne ; qu'il fasse, si bon lui semble, des expériences de pyrotechnie ; qu'il tire des feux d'artifice pour son propre plaisir ; mais que ce soit dans le désert, et qu'il place une bonne barrière, et une garde sûre autour de son champ d'expériences, afin qu'il n'y ait pas de victimes ! Voilà ce qu'aurait dû faire un Dieu bien avisé.

— « Eh quoi, lui répondra Rousseau (et nous sommes du même sentiment), est-ce Dieu qui est allé placer ses volcans sous les villes pour les faire sauter : ou les hommes qui ont eu la folie de bâtir leurs villes sur des volcans ? »

Mais revenons à l'argumentation de Voltaire contre Pope et les optimistes, qui croient que ces malheurs sont arrivés parce qu'il n'en a pu être autrement en vertu des lois de la nature.

— Prétendez-vous, leur demande-t-il, limiter la puissance de Dieu ?

> Lui défendriez-vous d'exercer sa clémence ?
> L'éternel artisan n'a-t-il pas dans ses mains
> Des moyens infinis tout prêts pour ses desseins ?

— C'est fort bien fait de défendre Dieu contre des philosophes qui ne l'attaquent pas ; mais, n'en déplaise à Voltaire, qu'on est fâché de combattre en cet endroit, la question est mal posée, dans les termes où il la conçoit : « Est-ce que quelque chose est impossible à Dieu ? » demande-t-il. On est bien obligé de répondre : oui ; car, aux yeux de la raison, il y a des choses que Dieu ne peut faire. Ce sont celles qui contrediraient la raison, loi universelle des êtres, comme de la pensée.

Si la raison est la loi du gouvernement divin (et comment admettre une autre supposition, à moins de nier à la fois Dieu et la raison ?), il existe nécessairement des impossibilités de divers ordres : physiques, métaphysiques, logiques ; et ce n'est pas borner la puissance divine, que de dire qu'elle ne peut les forcer ; où bien on se jetterait dans une perpétuité et une infinité de miracles inacceptables à la raison et au plus vulgaire bon sens. On verrait Dieu intervenir pour suspendre les gouttes de pluie en l'air, empêcher les catarrheux de tousser, et les couturières de se piquer avec leurs aiguilles.

Si, par exemple, il est impossible qu'un bâton ait moins de deux bouts, il est impossible aussi qu'une pierre d'un certain poids, tombant d'une certaine hauteur, ne broie pas un corps trop peu dur pour lui résister ; il est impossible que des matières explosibles enflammées ne brisent pas un vase incapable de comprimer l'expansion des gaz ; en un mot, il est impossible qu'une force ou une cause en général ne produise pas son effet essentiel ; et, dans un autre ordre d'idées, il est impossible qu'un être qui a eu un commencement n'ait pas une fin, ou, en d'autres termes, qu'un vivant soit exempté de la mort ; tout comme il est impossible que les rayons d'un cercle ne soient pas égaux, que le feu ne brûle pas ; que la gelée ne fasse pas éclater les tiges vertes des plantes, etc.

Voilà des vérités bien scolastiques. J'ai honte de les rappeler ici, surtout pour convaincre des poètes d'erreur. Cependant si Alfred de Musset, en écrivant les belles stances dramatiques de l'*Espoir en Dieu*, s'était souvenu des leçons les plus élémentaires de la philosophie, il n'aurait pas demandé, je pense :

O Dieu juste, pourquoi la mort ?

Comme si la mort était une tache dans la création, et que Dieu l'eût laissée subsister par inadvertance, ou par insensibilité pour les maux des créatures.

Un axiome banal dans la philosophie, et mis en vers comme proverbe, l'aurait averti tout d'abord, que la mort, ou la destruction, est une loi générale de la nature, et non une peine infligée aux vivants :

Lex est, non pœna, perire.

Et ainsi remis sur la voie, le poète aurait senti qu'à la question qu'il émet, une autre doit répondre aussitôt : « Pourquoi la vie ? » Car il nous est impossible de comprendre la vie et la mort autrement que comme indissolublement unies l'une à l'autre.

Pouvons-nous même nous faire une idée de ce que serait pour nous une vie affranchie de la nécessité de la fin ; je dis, dans les conditions ordinaires de la vie, c'est-à-dire, en admettant les effets des années et la vieillesse ? Les anciens Grecs, dans leurs mythes aussi profonds que poétiques, n'ont pas omis cette combinaison choquante de l'immortalité avec la caducité. C'est la fable du vieux Tithon, époux de l'Aurore. La déesse, ayant épousé un mortel, a obtenu des dieux la grâce de ne jamais voir mourir cet époux chéri. Il vit donc ; mais il tombe dans une décrépitude si misérable et si odieuse, que les dieux leur font à tous deux une nouvelle faveur en métamorphosant Tithon en cigale : sous cette figure, il continuera de rabâcher éternellement la même insipide chanson : c'est le partage de la décrépitude.

Parmi les beaux génies modernes, l'ingénieux auteur des *Voyages de Gulliver* nous a donné une nouvelle édition du même mythe : c'est la description des *Immortels* de *Laputa*. Quel affreux portrait que celui qu'il nous met devant les yeux ? Et qui voudrait vivre très vieux à ce prix ?

.... « Ils se voyaient réduits à l'état d'une horrible enfance, où rien ne sourit, où rien ne vous aime, où tout est silence, horreur, solitude, abandon...

« Ils ne parlent plus,... ils balbutient ! Ils parlent d'une lèvre inerte une langue morte...

« Enfants au-dessous des enfants !... Esprit qui se perd en fumée ! »

« Evitez, croyez-moi, conclut l'auteur, ce spectacle hideux ! (1) »

Et nous, suivons le conseil du doyen Swift, et détournons nos esprits de cette perspective horrible d'une vieillesse sans fin.

Aussi, n'est-ce pas là, je pense, ce qu'Alfred de Musset réclamait de la justice de Dieu. La mort contre laquelle son cœur se révolte est celle qui frappe prématurément, celle surtout qui sépare tragiquement des êtres qui vivaient l'un pour l'autre. Presque tous nous avons senti de ces coups-là; nous en connaissons l'horreur ; et c'est en de pareilles aventures qu'on est quelque peu excusable de murmurer contre la Puissance suprême, soit parce qu'elle nous inflige de telles blessures, soit parce qu'elle les permet.

Je ne suis pas ici pour m'élever contre ceux qui pleurent, même contre ceux que la douleur peut rendre injustes. Mais je crois qu'il y a réponse à leurs plaintes et à leurs reproches. Je les renvoie seulement à un enseignement plus profond et plus haut que le mien. En ce moment, je ne dirai qu'un mot sur de pareilles épreuves : Avons-nous assez réfléchi sur les lois de la condition humaine, quand nous avons cru pouvoir exiger de la vie beaucoup de biens sans mélange ? Comment pourrions-nous prétendre que quelque chose de pareil nous a été promis au nom de Dieu ? Promis par qui ? et de quelle autorité ? Savons-nous même le possible et l'impossible en fait de bonheur ? Connaissons-nous de quoi nous sommes capables et où s'arrêtent nos facultés de jouissances ? D'après quels principes ensuite jugeons-nous de la justice de Dieu et de nos propres mérites ? Qui nous a démontré enfin que notre destinée est enfermée tout entière dans les biens et les maux qui nous sont dispensés ici-bas ? Et ne faut-il pas, pour apprécier notre sort, compter certaines compensations qui échappent à notre esprit par différents côtés ? Il est clair que vouloir

(1) Swift. *Gulliver* : voy. à Laputa, ch. IX.

résoudre la question du bien et du mal sans tenir aucun compte de celle d'une autre vie, c'est chercher la solution d'un problème dont on ignore les données essentielles.

Nous ne sommes donc guère en état d'apprécier ni la valeur réelle des biens et des maux, ni nos propres titres, ni le résultat final de nos différents comptes. Mais comme je n'ai pas la prétention de traiter un si grand sujet dans toutes ses parties, je continue mon propos sans toucher ce point capital.

« Pourquoi la mort ? » demande Alfred de Musset dans son apostrophe à Dieu. — Pourquoi la vie ? avons-nous répliqué. En effet, la vie nous était-elle due ? Et si nous l'avons reçue comme un don tout à fait gratuit, nous appartient-il de juger si maussadement les conditions dans lesquelles nous l'avons reçue ?

« Mais, ô homme, dit saint Paul, qui êtes-vous pour contester avec Dieu ? Un vase d'argile dit-il à celui qui l'a fait : Pourquoi m'avez-vous fait ainsi ? (1) »

Voltaire a répondu, aussi bien peut-être qu'il soit possible, à cet argument :

> Le vase, on le sait bien, ne dit point au potier :
> « Pourquoi suis-je si vil, si faible et si grossier ? »
> Il n'a point la parole, il n'a point la pensée.
> Cette urne, en se formant qui tombe fracassée,
> De la main du potier ne reçut point un cœur
> Qui désirât les biens et sentît son malheur (2).

Il y a, ce semble, du vrai dans cette réplique : si l'homme n'avait pas été créé sensible, il aurait moins sujet d'accuser la nature. Notre espèce a donc, par privilège, le droit de se plaindre, puisqu'elle jouit du triste avantage de sentir ses maux. Mais l'homme qui ose se porter accusateur de la Providence, s'il faisait usage de son jugement à la façon de tant de grands philosophes anciens et modernes, s'efforcerait, en instituant

(1) *Ep. aux Romains*, ch. IX, v. 20.
(2) *Dés. de Lisbonne*.

cet audacieux procès, d'entrer dans les raisons de l'auteur de la création. Il examinerait si ses propres plaintes sont toutes bien fondées, s'il ne prétend pas à l'impossible, à cet impossible que Voltaire ne veut pas reconnaître quand il s'agit de la puissance de Dieu, et qu'il nie afin de trouver la Divinité en défaut. Voltaire assurément n'ignore pas ce que Leibniz ou ses disciples ont enseigné pour absoudre la bonté et la justice de Dieu ; mais dans ces théories philosophiques, il ne voit que des sujets de railleries ou d'indignation. Il ne saurait, en particulier, se lasser d'alléguer avec dérision la maxime : « Tout est pour le mieux dans le meilleur des mondes possibles. » Ce « meilleur des mondes possibles » lui paraît un outrage à la vérité, au bon sens, à l'humanité même ; comme si quelqu'un avait voulu désigner par là un monde accompli en tout genre de douceurs et de plaisirs pour le genre humain. Leibniz a cependant exposé sa doctrine d'une manière très lumineuse, quelque étonnante qu'elle puisse paraître. Il n'a pas nié l'existence du mal, ni des souffrances que les hommes peuvent éprouver. Mais il s'est persuadé que Dieu même ne pouvait les leur épargner, parce qu'il aurait fallu, pour les supprimer, créer un monde qui n'était pas possible (1). « Pas possible à Dieu? », s'écrie Voltaire avec indignation : c'est l'outrager que de tenir un pareil discours ! — Eh bien, répondons humblement, en essayant de deviner en substance la réponse que Leibniz lui-même aurait pu faire à ce trop zélé défenseur de la toute-puissance divine : Il n'est pas possible, non, qu'une créature sensible soit exempte de sensations douloureuses ; que l'homme, si bien fait pour goûter la volupté que donnent les parfums de la rose et de l'œillet, ne soit pas offensé par les exhalaisons sulfureuses d'un volcan ; que son corps, doucement récréé par un bon soleil de printemps, ne soit pas blessé par les feux de la canicule ou par le souffle glacial du pôle ; que sa maison ne soit pas renversée, quand la tourmente intérieure du globe produit un violent tremblement de terre, et que son toit ne

(1) Leibniz, *Essais sur la bonté de Dieu*, partie II, n° 225 et passim.

s'abatte pas sur lui, s'il se trouve là en ce moment, etc., etc. Je sais bien que Voltaire ne sera pas embarrassé pour répliquer : « Il fallait donc supprimer les volcans, les tremblements de terre, les odeurs pestilentielles, et tout ce qui nuit au bien-être ou à la vie de l'homme. » En un mot, il fallait faire le monde autrement qu'il n'est fait. Et c'est alors que Leibniz de son côté pourrait riposter : Avez-vous présenté votre plan à l'examen du Créateur au moment de la création, pour savoir si votre programme aurait été du nombre des choses possibles ? c'est-à-dire de celles qui n'impliquent pas contradiction ? Dieu a vu simultanément tous les possibles, et choisi le meilleur d'entre eux. Quelle science possédons-nous pour contester l'excellence du choix de Dieu ? Il est facile de blâmer l'œuvre du Créateur ; tant de divers esprits l'ont fait et le font sans cesse : mais depuis le paysan Garo jusqu'à Voltaire ; que de paroles vaines lancées dans l'air contre l'ordre du monde, dont nous pouvons à peine comprendre, avec de grands efforts, quelques faibles parties ?

Voltaire assurément ne se rendra pas sur cette raison, non plus que les pessimistes en général : ils sauront bien plutôt reprocher à Dieu un autre tort, le plus intolérable de tous, celui de ne pas résoudre leurs difficultés.

> Il n'est rien qu'on connaisse, et rien qu'on ne redoute.
> La nature est muette, on l'interroge en vain :
> On a besoin d'un Dieu qui parle au genre humain.
> Il n'appartient qu'à lui d'expliquer son ouvrage,
> De consoler le faible, et d'éclairer le sage (1).

Pascal avait déjà dit :

> « Le silence éternel de ces espaces infinis m'étonne. »
> (*Pensées.*)

Mais il n'avait pas fait de ce silence un grief contre Dieu, parce que son âme était toute religieuse : vérité que paraissent oublier quelques pessimistes, comme Mme Ackermann, qui

(1) I. Soc. le *Dés. de Lisbonne.*

se servent de ses pensées contrairement à ses sentiments et à ses intentions. Ils l'ont tiré à eux violemment, et à grand tort, car il n'a jamais murmuré contre Dieu sous aucun prétexte, et il glorifie avec une foi absolue le Dieu caché.

C'est un de leurs plus graves arguments contre la bonté de la Providence, que l'ignorance où elle nous tient de ce qui la regarde. Ils ne lui pardonnent pas de ne pas s'expliquer devant eux.

Il semble qu'ils n'absoudraient qu'un Dieu qui leur parlerait quand il leur plaît, un Dieu visible, toujours prêt à se communiquer, comme le Dieu d'Abraham, de Jacob et de Moïse. Mais ils ne peuvent s'accommoder du Dieu *caché* d'Isaïe (1). Un poète janséniste, Racine le fils, s'écriait avec enthousiasme :

> Oui, c'est un Dieu caché que le Dieu qu'il faut croire (2).

— Non, répliquent les pessimistes ; nous ne pouvons regarder comme un Dieu bienveillant celui qui nous laisse plongés dans le mystère et dans l'ignorance. Non seulement ils doutent de son existence ; mais, ce qui est plus étonnant, ils finissent par s'exaspérer contre lui jusqu'à maudire ce Dieu qu'ils ne connaissent pas, auquel à peine croient-ils. C'est un spectacle assez étrange que de les voir lancer l'insulte contre un être dont ils sont bien près de nier l'existence dans le temps où ils l'outragent. N'est-ce pas s'escrimer contre un fantôme ?

Voltaire n'est pas le plus audacieux de tous : car il s'en tient encore au doute et au regret de n'être pas mieux instruit.

Alfred de Musset, à son tour, se montre aussi modeste qu'incertain ; il espère que Dieu lui répondra, s'il l'interroge, quoiqu'il ne soit pas assuré de son existence :

> Pour que Dieu nous réponde, adressons-nous à lui...
> Si le ciel est désert, nous n'offensons personne ;
> Si quelqu'un nous entend, qu'il nous prenne en pitié (3).

(1) Voir Pascal, *Pensées*, éd. Havet, art. IX. I.
(2) La Religion, ch. I.
(3) L'*Espoir en Dieu*.

On n'est pas plus accommodant et plus raisonnable.

Alfred de Vigny est tout autrement décidé sur le parti qu'il doit prendre : il a interrogé et n'a pas reçu de réponse. Il écrit une magnifique déclaration de rupture, avec la juste fierté d'un gentilhomme, à qui son prince n'aurait pas daigné répondre sur une demande d'audience.

Le noble homme froissé se retire du service sans mot dire :

> Le Juste opposera le dédain à l'absence,
> Et ne répondra plus que par un froid silence
> Au silence éternel de la Divinité (1).

De moment en moment, dans notre siècle, on voit le flot de la colère des poètes monter contre cette Divinité silencieuse. Mais, de toute la famille de ces gens d'esprit blessés et révoltés, le plus irrité, le plus âpre dans son indignation est une femme. Le nom de Mme Ackermann demeurera sans doute longtemps comme le symbole du plus amer et du plus éloquent pessimisme que notre pays ait encore entendu s'exprimer dans la langue des dieux. En effet, la révolte contre la croyance en Dieu n'est pas seulement chez elle une doctrine ; c'est une passion de toute la vie et portée jusqu'à la dernière exaspération.

On est tout étonné et comme scandalisé d'entendre cette éminente femme, qui manie l'instrument poétique à la façon des maîtres, cette muse qui chante aussi purement, aussi harmonieusement que Lamartine ou Alfred de Musset, se faire un plaisir et un devoir de proclamer sa rage et sa fureur, contre qui ? contre la Divinité, et en quelque sorte contre chacune des personnifications de l'idée de Dieu dans le cours des âges.

D'où vient cet étrange déchaînement de passions farouches, qui, surtout dans un cœur féminin, semblent contraires à la nature ? Qu'il nous soit permis de nous expliquer librement, malgré le respect et l'admiration que nous inspirent le nom et le talent de l'illustre auteur de ces poésies extraordinaires.

(1) Le *Mont des Oliviers*, épilogue.

Voici ce que nous osons conjecturer. Un esprit élevé, tout nourri d'idéal, avide de bonheur, et ambitieux de félicités surhumaines, qui s'est émancipé de bonne heure dans l'ardeur de ses rêveries, a pris en aversion et presque en horreur la vie, telle que la nature l'a faite. On croirait que la jeune fille a prononcé contre le monde réel et son auteur, quel qu'il soit, un serment semblable à celui d'Annibal contre les Romains, un engagement de haine implacable. A la fin de sa vie, la femme de génie, vaincue, comme le grand Carthaginois, descend, ainsi que lui, pleine de haine au pays des morts ; et voici sa dernière parole, l'épilogue de ses *poésies philosophiques* :

J'IGNORE ! un mot, le seul par lequel je réponde
Aux questions sans fin de mon esprit déçu ;
Aussi quand je me plains en partant de ce monde,
C'est moins d'avoir souffert que de n'avoir rien su.

« Rien su ! » tel est le reproche suprême décoché à la Divinité par une femme qui se vante d'avoir consacré ses jours et ses nuits à étudier tous les travaux de la science du plus savant des siècles !

Elle a tout connu, et n'a rien su ; c'est-à-dire qu'elle n'a pas réussi à pénétrer le mystère impénétrable de l'origine, de la cause et de l'évolution des êtres. Elle n'a pas pu voir l'artiste suprême dans son atelier, la nature dans l'enfantement, la première molécule de la cellule en train de s'organiser ; elle n'a pas pu forcer le secret qui tourmente toutes les grandes intelligences depuis le premier jour du genre humain. Hélas ! cette ignorance est notre sort à tous ; mais on s'y résigne par force. Ceux qui ne se résignent pas forment la légion des *révoltés*, un peuple qui se multiplie de jour en jour.

Mais à leurs révoltes que gagnent-ils ? De se nourrir d'une rage impuissante, de dépenser leur imagination en invectives stériles ; et toutes leurs colères n'offrent guère d'autre intérêt que d'amuser les spectateurs oisifs par une sorte d'étalage d'impiété. Ils insultent ce Dieu auquel ils ne croient pas ; ils le provoquent.

Personne, je crois, ne l'a jamais défié, depuis Nemrod ou Capanée, avec plus d'audace que Mme Ackermann ; si c'est vraiment de l'audace que de braver un être qu'on regarde comme une chimère, comme une fiction ridicule de l'ignorance et de la poltronnerie des autres hommes.

> Devant ce spectateur de nos douleurs extrêmes
> Notre indignation vaincra toute terreur ;
> Nous entrecouperons nos râles de blasphèmes,
> Non sans désir secret d'exciter sa fureur.
> Qui sait ? Nous trouverons peut-être quelque injure
> Qui l'irrite à ce point, que, d'un bras forcené,
> Il arrache des cieux notre planète obscure,
> Et brise en mille éclats ce globe infortuné (1).

Nous reviendrons dans un moment sur cet appel étrange à la destruction. Qu'il nous suffise en cet instant de remarquer que, si le plus grand crime de la Divinité envers l'homme est de le tenir dans l'ignorance, le plus grand acte de soulèvement contre les Dieux, quels qu'ils soient ; l'acte à la fois le plus méritoire envers la malheureuse humanité et le plus offensant pour la Divinité, sera toute entreprise tendant à mettre l'homme, cette victime de la jalousie des dieux, en possession de quelqu'un des secrets qu'ils lui dérobaient. Aussi les deux personnages favoris de notre poète, les héros de son cœur et de son livre, sont ces deux grands révoltés, Prométhée et Satan, dont l'un a déçu et bravé Jupiter, le dieu de l'hellénisme ; et l'autre, le Dieu de la Genèse, Jéhova.

Nous pardonnera-t-on, en passant, de remarquer que le poète pessimiste met ici en mouvement des machines peut-être inutiles ? Si l'homme a découvert quelques vérités que la Divinité lui cachait, peut-être n'est-il pas nécessaire d'en rapporter toute la gloire aux Titans et aux anges rebelles, quoique les anciennes histoires ou mythologies le racontent ainsi.

Ne pourrait-il se faire que cette créature, d'abord humble et souffrante, ait dû ses progrès à l'usage qu'elle a fait des facultés que son créateur lui a données ? Si le créateur fut avare

(1) *Poésies philosoph.*, XV.

sur certains points, il n'a pourtant pas tout refusé à l'homme, puisqu'il l'a doté de cette intelligence qui l'a si fort relevé et avancé dans la voie de la connaissance et de la puissance.

Ne pourrait-on expliquer cet avancement sans supposer une insurrection contre le Dieu souverain et une violation invraisemblable d'une interdiction envieuse et oppressive? Sommes-nous obligés, comme les Hellènes, de calquer la théogonie et la cosmogonie sur les révolutions des petites cités grecques; de voir partout des tyrans et des insurrections libératrices? Sommes-nous tenus de croire au mythe de Prométhée? Le drame sublime du poète Eschyle est-il un témoignage historique incontestable? Il est manifeste que Mme Ackermann a cru voir dans le *Prométhée enchaîné* la vraie et authentique révélation de l'histoire de la terre et des cieux, des rapports primitifs entre les dieux et l'homme : Dieux orgueilleux et cruels, parvenus au pouvoir par l'usurpation, et s'appliquant, par une dure police, à maintenir l'homme dans l'esclavage; révolte héroïque de personnages intermédiaires entre les deux conditions, Titans ou anges (selon qu'on entend les Hellènes ou les Asiatiques), lesquels ayant voulu affranchir l'homme par la science, ont subi la vengeance terrible des dieux. C'est ainsi que, pour Mme Ackermann, Satan n'est qu'un second exemplaire du personnage de Prométhée (1), une incarnation différente du même esprit sauveur, qui ose tout, brave tout, pour affranchir l'homme du joug de la Divinité, son impitoyable tyran.

Entendez le superbe défi que Satan adresse à Dieu :

Nous voilà donc encore une fois en présence,
Lui le tyran divin, moi le vieux révolté.
Or, *je suis la Justice*, il *n'est que la puissance*;
A qui va, de nous deux, rester l'Humanité?

Le passage est net, et la théorie des deux pouvoirs bien définie; c'est aussi simple qu'un théorème de géométrie. Satan a

(1) *Poésies philosophiques*; VII, *Prométhée*; XIII, *Satan*.

pris en pitié le premier couple humain, enfermé par son créateur dans la vie stupide de l'Eden.

> Quoi ! je l'aurais laissée, au sein de la nature,
> Sans espoir à jamais s'engourdir en ce lieu ?
> Je l'aimais trop déjà, la faible créature,
> Et je ne pouvais pas l'abandonner à Dieu.
> Contre sa volonté, c'est moi qui l'ai fait naître,
> Le désir de savoir en cet être ébauché ;
> Puisque pour s'achever, pour penser, pour connaître
> Il fallait qu'il péchât, eh bien ! il a péché (1).

Voilà le péché réhabilité, la révolte sanctifiée ; la science proclamée (non par ses ennemis, mais par ses amis) pour un attentat contre la Divinité. On saisit bien ici sous quelle forme les antiques légendes religieuses de l'Orient et de la Grèce sont entrées dans le pessimisme moderne : elles y figurent comme retournées et imprimées à l'envers. Satan, l'*Ange des Ténèbres*, est devenu l'ange de lumière ; celui que les fidèles du christianisme appellent l'*Ennemi du genre humain*, est devenu l'unique ami de l'homme ; l'adversaire intrépide de Dieu s'appellerait, si l'on voulait, le Sauveur. Ce n'est donc pas seulement contre la Divinité que le pessimisme enfin se révolte ; c'est contre le sentiment antique et héréditaire de l'humanité dans son ensemble. Ce qu'elle appelait le *mal*, il l'appelle le bien ; et réciproquement. Il ne faut donc point s'étonner s'il aspire en définitive, et par une sorte de conséquence inévitable, à la ruine, à l'anéantissement de l'humanité elle-même, et enfin de la nature entière ; s'il est possédé d'un furieux appétit de destruction, et ne peut se reposer que dans l'idée d'une mort universelle des êtres vivants. S'étant déclaré d'abord ennemi de Dieu, il a fini par être ennemi de tout ce qui existe. Tel est le dernier point dont j'ai à vous parler.

IV

Il ne s'agit pas seulement ici des rêveries particulières d'un génie ou d'un tempérament aigri par les circonstances de la

(1) *Poésies philosophiques*, XIII.

vie ou naturellement porté au tragique. Les plus noires rêveries de Mme Ackermann ne dépassent pas en atrocité les visions et les souhaits bien réfléchis d'un poète qui n'est d'ailleurs que douceur, tendresse, compassion, délicatesse de cœur plus qu'angélique. M. Sully-Prudhomme, comme l'auteur de *Prométhée* et de *Satan*, appelle de toutes ses forces la suppression du genre humain et la ruine de la nature, et cela au nom de la Justice et de l'Amour, par un zèle mystique pour le bien général.

De sa personne, il a pris d'abord l'initiative d'une sorte de conspiration en vue de l'abolition du genre humain. Il fait vœu de le laisser s'éteindre, en ce qui dépend de lui, par raffinement de charité.

> Quand je vois des vivants la multitude croître
> Sur ce globe mauvais de fléaux infesté,
> Parfois je m'abandonne à des pensées de cloître,
> Et j'ose prononcer un vœu de chas[illegible]
>
> Demeure dans l'empire innomm[illegible] possible,
> O fils le plus aimé qui ne naîtra jamais !
> Mieux sauvé que les morts et plus inaccessible,
> Tu ne sortiras pas de l'ombre où je dormais ! (1)

N'est-il pas étrange que le XIXe siècle finissant voie la poésie renouveler un rêve de suicide de l'espèce humaine, qui hanta au moyen âge l'esprit des Albigeois (2), après avoir fait partie de la religion des manichéens (3) ? Tant il est vrai qu'il est plus aisé de se révolter contre les sentiments naturels et généraux de l'humanité, que d'inventer des extravagances réellement nouvelles.

Un de nos plus jeunes poètes, parmi les plus récents de la nouvelle génération, M. André Bellessort (4), ne glorifie-t-il pas aussi la séparation et en quelque sorte le divorce définitif de l'homme et de la femme, le renoncement héroïque à l'amour,

(1) *Le Vœu.*
(2) Henri Martin, *Hist. de France*, t. IV, p. 11.
(3) Bossuet. Hist. des Variations, l. XI, n. LXI.
(4) *Mythes et Poèmes*, chez Alph. Lemerre, 1 vol. 1894.

afin de favoriser l'ascension de notre espèce dans les régions de l'idéal ? (1) Cette sorte d'abdication de l'humanité par enthousiasme, ce désir bizarre de simplifier la condition de l'homme en le détachant de la vie physique, n'est guère autre chose, je le crois, que certaine doctrine de pureté ambitieuse et fallacieuse, qui alarma saint Augustin dans les manichéens, et qui fit horreur à saint Bernard et à tout le moyen âge, dans les Albigeois. On ne parle, dans ces sortes d'évangiles, que de perfection morale : mais c'est une perfection contre nature et monstrueuse ; que de pitié pour le genre humain : mais c'est une pitié meurtrière, et plus redoutable pour les nations civilisées que les invasions des Attila et des Gengis-Khan. Les peuples barbares ou grossiers échappent naturellement à ce mal par leur bienheureuse ignorance : ils ne sont pas assez raffinés pour aspirer au néant.

Les adeptes des nouvelles doctrines ont renoncé même à la théorie et à l'espoir du progrès pour l'espèce humaine et pour la nature. Il n'y a plus, à leurs yeux, de salut que dans la destruction de la création actuelle, qui leur paraît irréformable.

Chez Mme Ackermann, l'*Homme* plaide contre la *Nature*, qui s'apprête à le supprimer pour refaire son œuvre entière ; il allègue le progrès en voie d'accomplissement, pour prouver à la Nature qu'elle n'avait pas besoin de tout remettre sur le métier :

Un avenir sans fin s'ouvrait ; dans la carrière,
Le Progrès sur ses pas me pressait d'avancer ;
Tu n'aurais même encore qu'à lever la barrière,
Je suis là, prêt à m'élancer (2).

Mais la Nature se montre inflexible : son unique instinct, aveugle et farouche, est de créer à nouveau ; alors l'homme, repoussé par elle, la maudit :

(1) Voir surtout la pièce intitulée l'*Escalade*. Cependant, pour rendre justice à ce jeune et remarquable poète, je dois dire que le recueil de M. Bellessort révèle aussi des aspirations d'un genre contraire. Voir notamment le *Berceau*, p. 186.

(2) *Poésies philosophiques*, X.

Sois maudite, ô marâtre ! en tes œuvres immenses,
Oui, maudite à ta source et dans tes éléments,
Pour tous tes abandons, tes oublis, tes démences,
Aussi pour tes avortements ! (1)

M. Bellessort fait confesser par le *Progrès* personnifié, qu'il n'est peut-être qu'une illusion, dans un dialogue avec l'homme, en quête de la vérité suprême :

« Je t'apporte l'espoir, et j'ai nom le Progrès ;
....

Bientôt il se livre au persiflage, et raille l'inquiet chercheur, qui s'écrie effrayé de l'avenir de sa postérité, qu'il aurait voulu savoir à l'abri de toute souffrance :

Hélas ! hélas mes fils devront-ils donc souffrir ?
N'es-tu pas le Progrès ? — Apprends à me connaître.
Progrès dans la douleur comme dans le bien-être,
J'affine les plaisirs et je double les maux.

Sur votre route humaine et sous vos cieux livides,
Je dis à ceux de vous qui tombent harassés :
« Marchez, vous valez mieux que ceux qui sont passés ! »
Sans savoir, après tout, s'ils sont meilleurs ou pires (2).

A la bonne heure ! Voilà une parole sincère, et peut-être vraie ; mais un peu décourageante. Tel est l'esprit du temps.

M. Sully-Prudhomme a mené le procès de la nature avec un tel art, qu'elle ne saurait trouver aucun refuge contre cette poursuite acharnée, aucun moyen de se laver du reproche d'insensibilité et d'iniquité. Dans son poème de la *Justice*, il la condamne en vertu d'une interminable série d'accusations, dont nous nous contenterons de rappeler la première.

La nature n'est qu'un champ de carnage : nulle espèce n'existe que par la destruction des autres ; de justice nulle part : à quoi bon parler de bienveillance et d'amour ?

(1) P. 119.
(2) *Mythes et poèmes*, La Nékya, p. 148.

Ou tuer, ou mourir de famine et de froid,
Qui que tu sois, choisis ! sur notre horrible sphère,
Nul n'évite en naissant ce carrefour étroit.

Un titre pour tuer, que le besoin confère,
Où la nature absout du mal qu'elle fait faire,
Un brevet de bourreau, voilà le premier droit (1).

Telle est, en effet, la conséquence logique de la proclamation que notre siècle a faite de la grande loi du « combat pour la vie ». Aussi, selon le poète attendri et indigné, la nature entière est haïssable, et digne d'exécration.

Dans son poème du *Bonheur*, il cherche le remède à cet état violent, et s'efforce de deviner et de peindre les moyens de salut que nous cache l'avenir, ceux que le poète a le don de prévoir, ou d'inventer. Le remède au désordre fondamental du monde terrestre, il faut le dire en un mot, c'est la suppression de l'espèce humaine.

Le poète n'y arrive pourtant pas si allègrement : cette conclusion est le fruit d'un long et sévère examen de toutes les découvertes de la philosophie :

Le progrès, conquête dérisoire,
N'offre au mal, seul réel, qu'un remède illusoire ;
Les sciences, les arts ne font que découvrir
Des raisons et créer des chances de souffrir ;

Chaque instinct n'est qu'un piège et l'amour qu'une embûche
Où le couple attiré par l'espèce trébuche.
Volonté, ton salut, c'est de tendre au néant !

Le poète philosophe est lui-même effrayé un moment de cette conclusion :

Voilà donc où la soif de tout connaître amène ;
Voilà le dernier mot de la pensée humaine ;
Non : ce n'est pas possible ! (2)

Plût au ciel qu'il s'en fût tenu à déclarer cette conséquence impossible, qu'il eût reculé devant elle, et cherché autre chose ! mais il la croit si bien possible, que son génie ne s'attache

(1) *La Justice*, 2e veille.
(2) Le Bonheur, VI.

plus à aucun autre moyen de salut que la mort. C'est là ce bien suprême qu'il entreprend de nous faire entièrement connaître et goûter : voilà son secret sur le *bonheur*.

La mort, chez lui, a différents degrés. Je ne me hasarderai pas à esquisser en quelques mots l'interprétation de ces conceptions très personnelles et neuves, ce me semble ; où je crois pourtant entrevoir quelques inspirations bouddhiques : ce qui n'a rien de surprenant de nos jours ; car le monde occidental, comme épuisé pour sa part, paraît chercher son salut intellectuel dans l'Orient, patrie de toutes les fables, de la peste et du nirvâna.

Si le bouddhisme se résume en deux mots : compassion infinie pour tout ce qui souffre, et aspiration à la cessation de l'existence ; M. Sully-Prudhomme est assurément un bouddhiste. Dans la religion de Çâkya-Mouni, les saints eux-mêmes n'obtiennent qu'une mort provisoire, et doivent revivre, c'est-à-dire, renaître pour la souffrance, jusqu'à ce qu'ils aient atteint à la perfection suprême du Bouddha, et mérité le nirvâna, qui est l'extinction finale de la vie. Chez M. Sully-Prudhomme, dans le poème du *Bonheur*, on assiste aux changements d'existence d'un homme et d'une femme, qui sont des modèles de toutes les perfections de notre espèce. Faustus et Stella, jeunes encore, ont obtenu la mort, et jouissent de la félicité dans un monde éloigné du nôtre : là sont retranchées toutes les imperfections qui altèrent les félicités d'ici-bas. Mais ayant consenti à revivre par pur dévoûment, et à redescendre sur terre pour partager de nouveau les misères des hommes, ils sont récompensés enfin par une ascension sans exemple, dont la Mort est le ministre divin. Ils se voient transportés, à travers tous les cieux,

Jusqu'au zénith, où meurt l'ascension stellaire...
L'entier Paradis s'ouvre, et la mort les dépose
Où la félicité devient l'apothéose !...
Hors de la mer cosmique en naufrage féconde,
Au port d'embarquement, à la source du Monde !

Tel est le point le plus élevé où la personne humaine puisse aboutir, si toutefois la personnalité y subsiste, ce qui n'est pas dit expressément.

Mais Faustus et Stella sont des personnages tout à fait au-dessus de l'humanité par leurs vertus. Quant à l'espèce humaine, qu'ils ont voulu sauver par leur sacrifice, assez obscur d'ailleurs, ils n'en ont plus trouvé la trace sur cette terre où ils ont voulu retourner ; ils n'y ont vu que les magnificences d'une fête splendide, par laquelle la terre célèbre la destruction récente de la race humaine, son tyran (1).

— Mais enfin, se demande le lecteur, un peu étonné de tous ces prestiges, par quels forfaits donc l'espèce humaine a-t-elle mérité d'être absolument retranchée de la face du globe ?

Entendons l'éloquent résumé du procès du genre humain :

Oui, l'homme eut des lèvres divines
Par la parole et le baiser ;
Mais combien de dards et d'épines
La haine y savait aiguiser !
Combien y firent de blessures
Les mots à l'âme en frappant l'air,
Plus pénétrantes et plus sûres
Que celles des dents à la chair ! etc., etc.

Je n'achève pas l'énumération.

Pour être exprimés d'une manière neuve et forte, ces griefs n'en sont pas moins anciens. Pourtant aucun homme, jusqu'à notre temps, n'avait demandé que, pour ses défauts et ses vices, le genre humain fût aboli ; personne, dis-je, hormis les prophètes sombres et sauvages de l'Ancien Testament, ou leurs imitateurs, tels que La Mennais dans ses visions apolyptiques.

Sont-ce là les sources et les autorités de l'esprit nouveau ? Est-il revenu, par un détour philosophique, aux fureurs des plus tragiques voyants en Israël ? Et comment allie-t-il le Bouddha avec Ezéchiel ; le feu de la colère divine avec le mépris de la Divinité ; la philanthropie la plus tendre avec des vœux inhumains de catastrophe universelle ?

(1) XI. Le Retour.

Je laisse ces mystères à débrouiller à ceux de nos contemporains qui gardent l'esprit libre en présence de ces rêveries ; qui ne craignent pas encore de philosopher selon leur raison, et non par entraînement.

Il me suffit, pour aujourd'hui, dans cette course un peu longue, de vous avoir marqué les étapes du progrès du pessimisme, qui commence par une appréciation non seulement critique, mais morose et amère, de l'œuvre de la création ; qui se poursuit par des accusations directes et fondamentales contre l'auteur des choses, quel qu'il soit ; qui en vient à maudire Dieu et la nature ; et aboutit enfin à cet acte de désespoir étrange, d'invoquer, comme unique remède au règne intolérable et monstrueux du mal, la destruction du monde où nous vivons, et l'anéantissement de l'espèce humaine tout entière.

Arrivés là, nous sommes au bout. Il n'y a plus rien au delà du néant, terme d'une pareille philosophie. Mais un autre souci se présente à notre esprit. N'existe-t-il pas de remède contre cette philosophie elle-même ? Sommes-nous condamnés tous à soupirer, bon gré mal gré, après l'anéantissement général des êtres que nous connaissons ? Qui pourrait nous y obliger ? Sur quoi repose l'autorité de ces poètes, qui nous émeuvent et nous troublent si profondément ? S'ils se sont bien révoltés contre Dieu et contre la longue tradition du genre humain, n'aurons-nous pas la force de nous révolter contre eux, contre le prestige de leur génie, contre leurs préventions, contre leur sensibilité exagérée et maladive, contre leurs rêves atroces sous couleur de charité, de solidarité humaine ou de philanthropie ? Toute leur philosophie est-elle autre chose au fond que l'effet d'une humeur noire et d'une émulation de découragement transcendant ? Recueillons-nous donc, et osons discuter avec eux, pour conclure, en peu de mots.

Plusieurs, il est vrai, ne veulent tout détruire que pour tout refaire sur un nouveau plan. Mais nous n'avons pas grande confiance en leurs ressources, même d'imagination, pour une création nouvelle : nous restons stupéfaits en présence du désastre inouï qu'ils appellent de leurs vœux ; et nous ne voyons guère dans l'avenir, après cette exécution faite, que la mort, le silence, le néant.

En nous arrêtant sur cette idée de la fin de notre monde, présentée comme la seule chose souhaitable que nous puissions envisager aujourd'hui, et comme l'unique remède au règne du mal, nous ne pouvons nous empêcher de frémir, non seulement de la perspective d'une entière destruction, que ces poètes nous présentent ; mais encore des effets pratiques et peut-être immédiats d'une prédication de ce genre. Quand le poète, dans ses visions sublimes et apocalyptiques, fait appel à la mort universelle, sait-il bien qui lui répondra ? Plongé dans son rêve humanitaire, prévoit-il qu'il peut aujourd'hui ou demain être réveillé par quelqu'un, par une bande d'hommes dont l'esprit n'est que haine, et qui lui criera : « Bon philosophe, vous demandez que l'homme actuel soit détruit, pour faire place à une humanité nouvelle : vous avez raison. Eh bien, nous voici ! Nous sommes les justiciers, les exterminateurs : armés du fer et du feu, éclairés par la science, nous allons broyer cette engeance humaine, que vous détestez justement, comme nous ; nous ferons table rase : la place sera libre pour le monde de vos rêves et des nôtres. A l'œuvre donc, et ne perdons plus de temps en vaines paroles et en musique, belle peut-être, mais stérile. »

Ne sentez-vous pas quelles étranges applications des fous furieux et fanatiques peuvent faire de toute doctrine qui aboutit à des vœux de destruction ? Le poète vit dans une atmosphère surhumaine ; il croit manier la harpe des séraphins ; mais il est entendu par des hommes ; et sa musique séraphique enthousiasme des intelligences obscures, des âmes brutales, qui entreprennent de traduire, par des actes monstrueux, des visions philanthropiques à contre sens.

Je demanderai encore si ces nouveaux prophètes, qui ne sont pourtant que des hommes comme nous, se sont assurés que le genre humain, dans son ensemble, consent et aspire, comme eux, à une ruine universelle ? Cette humanité, qu'ils condamnent à la mort pour la sauver du mal, ce sont des hommes dans la plénitude de la vie ; ce sont des femmes, des enfants, qui ne sont peut-être pas las de vivre. Ils ne s'imaginent pas être exempts de maux, mais ils supportent leurs misères, même en s'en plaignant. Ils ne croient pas la vie dénuée de tous biens, et quand ils le croiraient, ils aimeraient encore à vivre, en vertu de leur organisation même. Voilà une loi de la nature que les pessimistes omettent de commenter :

Plutôt souffrir que mourir,
C'est la devise des hommes (1),

a dit un poète qui connaissait aussi bien que d'autres les maux de la vie, mais qui connaissait aussi la vraie nature, et qui entendait dans son esprit et dans son cœur la voix commune du genre humain. Cette voix est-elle si méprisable ? Qui sont donc ces juges qui prononcent sans sourciller une sentence de mort contre toute l'espèce humaine ? Dans quelle balance ont-ils pesé les misères et les forfaits du genre humain ? Pour lui, il ne se trouve ni aussi misérable, ni aussi criminel que ces Jérémies le proclament. Il veut vivre, voilà son premier cri ; il a pour lui la nature, qui lui en donne, quoi qu'on dise, la force comme le désir ; et une Puissance suprême, qui lui en a conféré le droit en lui communiquant la vie. Ce n'est pas la sentence de quelques esprits mécontents ou bizarrement compatissants, si nobles soient-ils, qui le fera douter de son droit. Les œuvres des poètes passent, et l'humanité reste, tout de même que les imprécations contre la Divinité se perdent dans l'air, et que la Puissance universelle continue son action, sans se soucier ni des murmures, ni des injures des hommes. On dit que les dieux s'en vont, soit ; mais le vrai Dieu reste, sans nous révéler sa pensée autrement que par ses actes. Ce n'est pas peut-être une bonne manière de les comprendre que de les incriminer au hasard avec des colères puériles ou des délicatesses exagérées.

(1) La Fontaine, *Fables*, I, 16.

Nous ne plaidons pas ici pour le Dieu de la superstition ou du fanatisme ; mais nous ne sommes pas prêts non plus à insulter par imitation et par entraînement le Dieu que la raison entrevoit, que le cœur réclame, que l'intelligence s'efforce de connaître, qu'il est salutaire d'aimer et de prier, auquel il est bien permis d'aspirer par la méditation et le désir, même sans se flatter de jamais le posséder, comme les mystiques l'entendent. Ce Dieu, quel qu'il soit, nous ordonne de vivre, puisqu'il nous a mis au nombre des vivants : c'est là, sans doute, une révélation plus claire et plus imposante que les sombres prophéties du pessimisme, même traduites dans la langue des premiers maîtres en l'art des vers.

18 avril 1894.

Clermont (Oise). — Imp. Daix frères.

www.ingramcontent.com/pod-product-compliance
Ingram Content Group UK Ltd.
Pitfield, Milton Keynes, MK11 3LW, UK
UKHW021128230726
13926UKWH00002B/671

9 782016 197578